AF317267

DU CHLORATE DE POTASSE

COMME SPÉCIFIQUE

CONTRE LA SALIVATION MERCURIELLE

TYPOGRAPHIE HENNUYER, RUE DU BOULEVARD, 7. BATIGNOLLES.
Boulevard extérieur de Paris.

DU
CHLORATE DE POTASSE

COMME SPÉCIFIQUE

CONTRE

LA SALIVATION MERCURIELLE

Par Th. HERPIN,

Président de la Société médicale d'émulation de Paris, et Président honoraire
de la Société médicale de Genève.

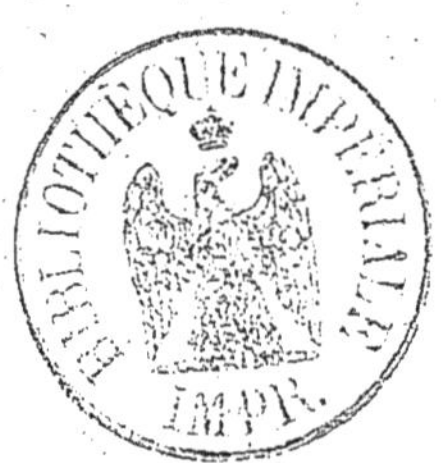

Il n'est donné qu'à un petit nombre... de pouvoir contribuer à la conservation publique, en découvrant une méthode sûre de guérir quelque maladie, ne fût-ce qu'une maladie des plus légères; et si j'y avais réussi, je serais plus content que si j'avais amassé les plus grands trésors.　　SYDENHAM.

(*Deuxième Réponse à Robert Brady. Trad. de l'Encyc. des Sc. médic.*, § 472).

PARIS

CHEZ J.-B. BAILLIÈRE,

LIBRAIRE DE L'ACADÉMIE IMPÉRIALE DE MÉDECINE,
Rue Hautefeuille, 19.

1856

DU CHLORATE DE POTASSE

CONTRE LA SALIVATION MERCURIELLE

Parmi les médicaments que nous a légués l'alchimie, les préparations mercurielles doivent être, avec celles d'anti moine, placées au premier rang. Cette prééminence, le mercure ne la doit pas seulement à sa merveilleuse efficacité dans la syphilis, il la mérite encore par les services qu'il rend dans diverses maladies d'une haute gravité, telles que la péritonite, l'iritis, la méningite, même granuleuse, l'hépatite, etc.

Mais la plupart des préparations hydrargyriques, données avec quelque suite ou à des doses élevées ne le sont pas toujours impunément ; elles exposent à des accidents qui, abandonnés à eux-mêmes, auraient fréquemment de fâcheuses conséquences, et qui, même traités, sont souvent fort incommodés quand on ne réussit pas à les arrêter promptement. Ces accidents, dont le plus ordinaire est la stomatite, étaient fréquents et graves à une époque où l'on ne croyait à toute l'efficacité du remède dans la syphilis que quand il procurait la salivation. Aujourd'hui, l'on sait que cet effet physiologique ou toxique n'est pas nécessaire, et l'on évite ou l'on atténue ses conséquences en modérant les doses, en s'arrêtant à temps opportun, et en combattant le mal dès sa première apparition.

Toutefois, si le choix des préparations et la modération des doses sont possibles et même faciles dans la thérapeutique de la maladie vénérienne, il n'en est pas de même quand il s'agit de combattre la plupart des autres affections graves que nous avons mentionnées. Ici, le deutochlorure, qui provoque le moins la salivation, ne paraît pas doué d'une activité suffisante ou d'une action assez rapide. C'est à l'onguent mercuriel, aux pilules bleues, c'est au calomel qu'il faut avoir recours, c'est-à-dire aux préparations qui affectent le plus facilement la bouche. Sous peine de mort ou de la perte des fonctions d'un organe important, il faut agir avec rapidité et énergie; la prudence est plus souvent alors un défaut que la témérité. Il serait donc précieux, dans ces cas surtout, d'avoir à sa disposition un remède qui arrêtât, presque toujours et sans inconvénients, les effets hydrargyriques. La crainte de ces accidents ne serait plus un obstacle à un emploi plus général d'une héroïque médication, et tous les médecins pourraient obtenir, dans certaines maladies graves, une proportion de succès aujourd'hui réservée à quelques hardis praticiens.

Dans ce but, on a conseillé un grand nombre de moyens locaux ou généraux. Les topiques que j'ai essayés, tels que le chlorure de soude, l'alun, le borax, l'acétate de plomb, m'ont paru des palliatifs plutôt que des curatifs; le dernier a le grave inconvénient de noircir les dents d'une manière durable; il en est de même de l'azotate d'argent employé sur les bords libres des gencives. Les médications internes, comme les acides végétaux et les purgatifs, ne m'ont pas paru beaucoup plus efficaces. Au reste, la preuve que tous ces moyens manquent d'une action suffisante me paraît se trouver dans ce fait que M. Ricord, avec sa vaste expérience, se soit arrêté à la cautérisation des gencives par l'acide chlorhydrique pur, méthode utile, dit-on, mais très-douloureuse, et qui a été peu imitée, soit par ce motif, soit parce que, entre des mains peu habiles, elle porterait aux dents d'irrémédiables atteintes.

J'ai trouvé dans le chlorate de potasse un remède contre la stomatite mercurielle, qui est d'une efficacité constante ou à peu près, d'un emploi facile et qui est dépourvu de tout inconvénient. Mais avant de faire connaître la manière d'en faire usage, et pour rendre justice à qui de droit, je vais faire l'historique rapide de ce remède, et dire ce qui m'a suggéré l'idée de l'essayer dans la salivation mercurielle.

Le chlorate de potasse, découvert par Berthollet en 1788, fut connu d'abord sous la dénomination de muriate oxygéné de potasse, puis sous celle de muriate suroxygéné. Ce dernier nom fit supposer qu'en raison de cet excès d'oxygène, ce sel devait jouir de vertus thérapeutiques remarquables. On sait quelles espérances firent naître, au point de vue de l'emploi médical, les découvertes sur les gaz faites à la fin du siècle dernier : la plupart de ces espérances furent déçues ; de nombreuses expérimentations faites avec le chlorate de potasse, dans diverses maladies, eurent les mêmes résultats. Proposé d'abord contre la syphilis, ce sel le fut plus tard contre le scorbut, les hémorrhagies, le typhus, l'ictère, etc. On l'essaya dans le cas de faiblesse générale, dans la paralysie et dans diverses névroses. Chaussier avait cru trouver dans ce médicament un moyen précieux de hâter la résorption des épanchements sanguins ; on chercha à tirer parti de cette propriété, vraie ou hypothétique, dans le traitement de l'apoplexie. Cependant, depuis près de vingt ans, il n'était plus question, ce semble, du chlorate de potasse, quand parurent en 1844, dans le *Medical Times*, quelques observations du docteur Sayles sur l'emploi de ce sel dans la stomatite gangréneuse de l'enfance. Deux ans plus tard, le docteur Henry Hunt publia, dans les *Medico-chirurgical Transactions*, un mémoire sur l'efficacité du chlorate de potasse dans l'ulcère gangréneux de la bouche (*cancrum oris*). En 1848, le docteur Ch. West, dans son *Traité des maladies des enfants*, le désigna comme étant presque un spécifique dans la stomatite ulcéreuse. Enfin, en 1850, la *Deutsche Klinik*. n° 3, renfermait sur ce sujet un mémoire du docteur Henoch, avec trois observations du docteur Romberg. M. Henoch cite le docteur Lynn comme ayant déjà proposé le chlorate dans ce cas, avant le docteur Hunt. Ces faits ne paraissent avoir eu en France aucun retentissement, et je n'ai trouvé aucun témoignage qui établît qu'on ait essayé dans ce pays le sel potassique contre la stomatite ; cependant la *Revue médico-chirurgicale* de M. Malgaigne a rendu compte, en 1847 et 1851, des mémoires du docteur Hunt et du docteur Henoch [1].

Au commencement de 1852, mon ami le docteur Chanal lut à la Société médicale de Genève un mémoire sur le chlorate. Il s'agissait de huit cas de stomatites ulcéreuses, la plupart graves, dont sept chez des adultes, et qui toutes avaient cédé d'une manière remarquable à l'emploi interne du sel potassique donné suivant les prescriptions du docteur Hunt [2]. Ce fut ce travail qui me suggéra l'idée d'es-

[1] MM. Rilliet et Barthez, dans la deuxième édition de leur *Traité des maladies des enfants*, 1853, mentionnent, d'après les docteurs West et Chanal, le chlorate de potasse dans la stomatite ulcéro-membraneuse ; mais ils disent n'avoir pas eu l'occasion de l'employer. Les doses qu'ils indiquent sont trop faibles.

[2] Le docteur Chanal a été enlevé à la science et à ses amis en février 1855, un mois après la première publication du travail que je développe aujourd'hui. La famille de cet excellent confrère a bien voulu me confier le manuscrit de son mémoire. C'est une notice très-intéressante, que je compte livrer à l'impression.

sayer ce sel dans la salivation hydrargyrique. L'occasion
ne tarda pas à se présenter; le succès dépassa mon attente.
Dès lors, je n'ai pas cessé de l'employer, sans autre adju-
vant que des moyens de propreté, dans les cas, assez nombreux, de cette affection qui se sont présentés à moi, et je
ne crois pas qu'il m'ait jamais fait défaut.

La dose ordinaire chez les adultes est de 4 grammes par
jour, chez les enfants de 2 à 3 grammes. Mais ces quantités
peuvent être facilement dépassées, si la gravité du mal l'in-
dique. Odier, à l'exemple de qui j'ai donné fréquemment
le chlorate dans des ictères simples ou liés à un engorgement du foie, en portait la dose journalière jusqu'à 10
grammes. Jamais je n'ai observé de malaises procurés par
ce remède; il passe même tellement inaperçu que, malgré
une attentive observation, je ne saurais en signaler les effets physiologiques.

Le chlorate peut être prescrit sous deux formes : en so-
lution ou en poudres.

Dans le premier cas, on peut formuler ainsi :

    Chlorate de potasse,   2 à 4 grammes.
    Sirop de limon ou de framboise, 30   —
    Eau simple,   150   —

Si l'on veut augmenter la dose du sel, il convient, pour
éviter sur la bouche une impression désagréable, d'augmenter le véhicule dans la même proportion.

Le moyen le plus simple, chez les adultes, est de pre-
scrire des poudres de 1 gramme à prendre de quatre en quatre heures, ou plus ou moins fréquemment, dissoutes dans
un demi-verre de limonade ordinaire ou dans toute autre
boisson.

On réussit d'autant plus promptement qu'on attaque la
stomatite à une époque plus rapprochée de son origine.

C'est à l'ordinaire une médication de quatre ou cinq jours, lorsqu'on s'y prend dès l'invasion ; ce qui est chose facile, en se tenant sur ses gardes dans les traitements hydrargyriques. Les premiers signes à saisir sont un léger bourrelet sur le bord libre des gencives et l'odeur de ces parties perçue au moyen du doigt passé sur le bord alvéolaire. Il est bien, en commençant à administrer le mercure, de s'assurer à l'avance de l'état des gencives, comme terme de comparaison.

Quand la salivation est plus avancée, il faut des doses un peu plus fortes que celles que nous avons indiquées, et quelques jours de plus de traitement.

On peut s'arrêter quand la marche rétrograde est bien prononcée ; mais le mieux est de continuer la médication jusqu'à la disparition du dernier vestige de la stomatite.

La marche de la salivation mercurielle est si bien connue, il est si rare que ce mal s'arrête spontanément vers son début, l'action du chlorate est si prompte et si constante, qu'il n'est pas besoin, pour établir l'efficacité du remède, ni de faits nombreux, ni d'analyses méthodiques. Aussi, quand, en janvier 1855, j'ai appelé sur ce traitement l'attention des praticiens, je me suis borné à donner comme spécimen une seule observation, qui me semblait représenter assez bien ce qui se passe ordinairement dans les stomatites hydrargyriques traitées, vers leur début, par le chlorate de potasse. Je vais reproduire ce fait, réduit presque exclusivement aux symptômes qui se lient à la salivation.

Première Observation.

Méningite tuberculeuse ; calomel, stomatite mercurielle guérie en quatre jours de traitement par le chlorate de potasse ; mort.

Enfant de six ans, blond, pâle, chétif, ayant toujours été délicat ; lymphatique, mais n'ayant jamais eu d'affection scrofuleuse.

Rougeole en mai 1852 ; dès lors céphalalgie, tristesse, amaigrissement graduel. Du 22 juillet au 2 août, un à trois accès convulsifs par jour. Depuis le 31 juillet, vomissements journaliers. Alité le 7 août ; on me fait appeler : céphalalgie ; pupilles dilatées, peu contractiles ; légère stupeur ; visions dans la nuit ; sommeil très-entrecoupé. Peu d'appétit ; continuation des vomissements ; langue couverte d'un léger enduit blanchâtre ; ventre déprimé ; aucune selle depuis quarante-huit heures. Peau sèche. Pouls à 108, régulier. *Calomel : 30 centigr. à donner en une seule dose.*

Le 8. Encore deux vomissements hier, l'un une heure, l'autre deux heures après la poudre ; point de selle ; gencives normales sans odeur. L'état méningien paraît amélioré. *Calomel : 45 centigr. en une seule dose.*

Le 9. La poudre, prise hier matin à onze heures, a procuré quelques nausées, aucun vomissement, et à six heures du soir une selle *noire* (on ne l'a pas gardée), solide, très-copieuse. Langue idem ; pas de soif, gencives naturelles. Le mieux se soutient. *Calomel : 65 centigr. à donner à six heures du soir ; puis le matin, s'il n'y a pas en de selle, huile de ricin : 15 grammes.*

Le 10. *On n'a pas donné l'huile* ; il y a eu, de deux à huit heures du matin, trois selles relâchées, de couleur vert foncé. Léger bourrelet formant liséré sur le bord libre des gencives, mais de couleur naturelle ; un peu d'odeur, mais peu marquée ; la langue se dépouille sur les bords. État général satisfaisant. *Point de calomel.*

Le 11. Hier, à trois du soir, une selle liquide, toujours d'un vert foncé. Le bourrelet a gagné toute l'étendue du bord des gencives ; il est plus large et plus saillant ; les dents sont couvertes d'un enduit muqueux ; les lèvres et la langue sont gonflées ; le bord gauche de celle-ci est un peu dentelé et offre une petite ulcération superficielle ressemblant à une aphthe ; l'odeur est peu prononcée ; cependant le malade se plaint d'un très-mauvais goût ; la salive mouille l'oreiller. L'état général continue à être satisfaisant. *Chlorate de potasse, 4 grammes ; sirop de framboise, 30 grammes ; eau, 150 grammes. Une cuillerée à bouche toutes les heures.*

Le 12. Ni vomissement, ni selle ; urines très-rares. Depuis hier, à onze heures du matin, jusqu'à cette nuit, à trois heures, l'enfant n'a cessé de se plaindre de la bouche : dès lors sommeil jusqu'à huit heures du matin ; le bourrelet est stationnaire ; la langue, dont l'enduit a diminué d'épaisseur, est plus gonflée ; elle porte dans tout son pourtour l'impression des dents ; l'ulcération du bord gauche s'est étendue. On observe en outre, en dedans de la lèvre inférieure, du piqueté rouge par plaques allongées ; la face interne de la joue droite offre une ulcération semblable à celle de la langue ; il y a peu d'odeur, moins de mauvais goût ; la salivation continue. L'état général s'est un peu aggravé : retour de la céphalalgie, irrégularité du pouls, etc. *L'enfant n'a pris que la moitié de la potion*; elle lui brûle la bouche, dit-il. *La donner plus régulièrement, en la coupant de partie égale d'eau, puis la reitérer.*

Le 13. Le bourrelet est moins saillant ; on voit çà et là sur les gencives une fausse membrane qui s'enlève au moindre frottement ; la langue est moins gonflée, les dentelures diminuent ; les deux ulcérations des jours précédents sont en voie de guérison ; mais il en a paru une autre à la joue gauche ; la salivation est moindre. Ralentissement du pouls, etc. *La potion réitérée est à peu près achevée; la réitérer encore.*

Le 14. L'enfant ne se plaint plus de la bouche, qui est beaucoup mieux. On ne perçoit pas d'odeur ; le volume de la langue et ses dentelures ont diminué ; les deux premières ulcérations sont guéries ; celle de la joue gauche est moindre ; les rougeurs de la lèvre ont à peu près disparu ; il n'y a plus de salivation. Les accidents méningiens sont fort aggravés. *Réitérer la potion de chlorate. Calomel, 0,45.*

Le 15. La bouche est guérie. *Calomel, 0,65.*

Obligé de faire une absence, je confie mon malade à un confrère. L'état de l'enfant est devenu plus grave encore. Il succombe le 24, au trentième jour du début des convulsions, au vingt-cinquième des vomissements, au dix-huitième jour à dater de celui où il s'est alité.

Ainsi le malade, après avoir pris en trois jours 1,40 gramme de calomel, qui n'avait procuré que très-peu d'évacuations, a montré un léger bourrelet gengival, avec odeur, mais sans rougeur ni salivation.

Le deuxième jour de la stomatite, il y a déjà gonflement et dentelure de la langue, ulcération, salivation. On commence le chlorate ; il n'en est pris que 2 grammes en vingt-quatre heures.

Le troisième jour de la stomatite, deuxième du traitement, la salivation et autres signes continuent à faire des progrès : 4 grammes.

Le quatrième jour, troisième du traitement, amélioration notable : 4 grammes.

Le sixième jour, cinquième du traitement, tout est achevé.

Il est certainement bien rare qu'en cinq jours, à dater des premiers symptômes de la stomatite mercurielle, on voie les accidents disparaître, surtout quand ils s'annoncent avec une semblable intensité. L'influence du chlorate ne saurait donc être contestée, si l'on obtient habituellement une semblable terminaison ; or, c'est précisément ce qui m'est arrivé et ce qu'ont constaté après moi tous les observateurs qui ont expérimenté ce remède. Seulement, pour un résultat aussi rapide, il faut s'y prendre de bonne heure ; plus tard l'affection prend plus de gravité et sa durée se prolonge ; mais l'efficacité du chlorate s'y montre encore avec évidence.

Un an avant de publier cette découverte, le 4 février 1854, dans une consultation avec mon excellent am M. Blache, à l'occasion d'un jeune malade à qui nous prescrivions le calomel à haute dose, je lui fis part des effets remarquables du chlorate dans la salivation mercurielle ; je lui racontai comment cette application m'avait été suggérée par le travail inédit du docteur Chanal sur l'emploi de ce sel dans la stomatite ulcéreuse. J'engageai vivement mon confrère à user de ce moyen contre les deux affections, qui ne devaient pas être rares dans son hôpital.

Dans les préliminaires d'une œuvre de longue haleine, je me suis élevé contre la précipitation avec laquelle, de nos jours surtout, on publie ses succès; légèreté, qui est un des fléaux de la thérapeutique : je ne voulais pas imiter ce que j'ai blâmé et, quoique j'eusse expérimenté pendant deux ans, j'attendis, pour écrire, la confirmation par M. Blache des résultats que je lui avais annoncés. Cette confirmation ne se fit pas longtemps attendre. En juin déjà il me racontait avoir obtenu de beaux et constants succès et s'être enhardi, en particulier, dans l'emploi vigoureux de la médication mercurielle, dans les cas où de fortes doses lui paraissaient nécessaires.

Aussi quand, le 15 janvier 1855, j'eus fait connaître ma découverte dans le *Bulletin général de Thérapeutique* et fait appel aux praticiens pour vérifier mes assertions, mon loyal confrère fut le premier à y répondre. Le *Bulletin* renfermait, le 15 février, une notice de lui sous le titre de : *Nouvelles Observations sur l'emploi du chlorate de potasse dans le traitement de la stomatite mercurielle*. Je laisse de côté, pour le moment, les faits où M. Blache montre la supériorité évidente du chlorate sur les cautérisations dans la stomatite ulcéro-membraneuse, et un cas de guérison remarquable de gangrène commençante de la bouche ; je me borne à ce qui concerne la salivation hydrargyrique. L'habile médecin des enfants s'exprime ainsi sur ce sujet : « Dans la stomatite mercurielle, les succès de cette mé- « thode n'ont pas trompé les espérances que m'avait fait « concevoir M. Herpin : à l'hôpital et dans ma pratique « privée, j'en ai pu constater plusieurs fois les heureux ré- « sultats. » Puis il raconte le cas du premier enfant chez qui il l'a employé.

Deuxième Observation.

Un garçon de dix ans, atteint de paraplégie ancienne, après cinq mois de séjour à l'hôpital des Enfants, est pris d'angine couenneuse et de croup.

Le quatrième jour : amygdales presque en contact, couvertes, ainsi que l'isthme du gosier, de larges fausses membranes; voix rauque ; abattement, pouls faible, à 136 ; albuminurie. *Continuation du sulfate de cuivre comme vomitif; frictions mercurielles; alternativement toutes les deux heures : calomel 1 gramme, puis alun, 1 gramme.*

Le cinquième jour : fausses membranes abondantes, engorgement ganglionnaire considérable. *On continue le vomitif, les onctions mercurielles, le calomel, l'alun; cautérisation au nitrate d'argent.* Le soir, abattement extrême.

Le sixième jour : nuit plus calme ; gencives rouges, gonflées ; salivation abondante ; haleine fétide, odeur mercurielle très-prononcée. *Suspendre le mercure ; continuer les cautérisations.*

Le septième jour : fausses membranes grisâtres, moins épaisses, mais couvrant toujours les amygdales, le voile et la luette ; gencives très-fongueuses ; la salivation continue. *Julep gommeux avec chlorate de potasse, 3 grammes; et julep au quinquina.*

Le huitième jour : nuit calme ; voix moins altérée ; haleine moins fétide, gencives encore gonflées ; il y a toujours de la salivation. *Même traitement.*

Le neuvième jour : gencives moins malades ; la salivation a diminué ; les fausses membranes n'existent que par plaques. *Même médication.*

Le dixième jour : gencives normales ; le ptyalisme a cessé. Le chlorate, en trois jours, a guéri la salivation hydrargyrique.

Le douzième jour : l'angine pseudo-membraneuse est guérie ; mais il y a une paralysie du voile du palais.

L'enfant succombe vingt jours après à une apoplexie méningée.

M. Blache conclut ainsi, à la fin de sa notice : « A l'exemple de M. Herpin, j'ai donné le chlorate de potasse à la dose de 2 à 4 grammes..... Je le donne habituellement

« dans un julep gommeux ; les enfants le prennent facile-
« ment et sans répugnance.

« A la dose de 4 grammes, je ne l'ai pas vu produire d'ef-
« fets physiologiques appréciables ; il est parfaitement sup-
« porté, sans nausées, ni vomissements, ni diarrhée ; les
« fonctions digestives semblent activées ; l'appétit est plus
« vif et l'état général a paru s'améliorer. »

Le 30 mai, le *Bulletin général de Thérapeutique* publiait
un nouvel article sur le même sujet ; il était dû à la plume
savante du rédacteur en chef, et portait pour titre : *Nouvelles Observations des effets rapides du chlorate de potasse
dans la stomatite mercurielle chez l'adulte* [1]. Nous en ex-
trayons les passages suivants : ..... « M. Herpin a donc
« rendu un véritable service à la pratique en venant rap-
« peler ces faits (stomatites ulcéro-membraneuses et gan-
« gréneuses), et surtout en élargissant le cercle d'appli-
« cation du chlorate, dont il a démontré l'efficacité dans la
« stomatite mercurielle..... »

« Voici à peine quatre mois que cette nouvelle conquête
« est mise à l'étude : des faits nombreux, émanés d'obser-
« vateurs éminents, et que nous avons été heureux d'être
« les premiers à faire connaître aux médecins, ne laissent
« plus de doute sur les résultats précieux qu'on peut at-
« tendre du chlorate de potasse dans les deux affections de
« la bouche dont nous venons de parler..... »

Suivent six observations dues à l'obligeance de M. De-
marquay, et que nous analyserons rapidement.

[1] C'est par erreur qu'il est dit dans cet article que je n'avais donné le
chlorate dans la salivation que chez des enfants ; je l'avais également expérimenté chez les adultes.

Troisième Observation.

Femme de trente-six ans. Péritonite puerpérale. *Onctions mercu-*
rielles pendant deux jours.

Les accidents puerpéraux cèdent le troisième jour.

Le quatrième jour : stomatite hydrargyrique ; rougeur de l'arrière-
gorge et des amygdales ; gonflement des muqueuses buccale et lin-
guale ; liséré caractéristique des gencives ; odeur *sui generis ; sé-*
crétion abondante de salive. 2 *grammes de chlorate de potasse dans*
un julep gommeux.

Le lendemain : liséré et gonflement presque disparus ; salivation
et odeur presque nulles. Le surlendemain il ne reste plus de traces
de l'accident hydrargyrique. On continue encore pendant deux jours
le chlorate, et la malade sort complétement guérie.

Quatrième Observation.

Homme de vingt-neuf ans. Accidents syphilitiques secondaires.
Pendant trois semaines, matin et soir, une pilule de 5 centigr. de
proto-iodure de mercure. Le malade est pris presque subitement
de stomatite hydrargyrique ; les dents ont perdu leur solidité et pris
une teinte noirâtre. *On suspend le sel mercuriel et on donne le chlo-*
rate. Dès le second jour de l'emploi de ce médicament, la stomatite diminue, et trois jours après, elle ne laisse que de faibles traces
de son passage. Le malade reprend son traitement ; les accidents
n'ont pas reparu depuis.

Cinquième Observation.

Homme de vingt-sept ans. Syphilide. *Matin et soir une pilule*
de proto-iodure de mercure ; fumigations cinabrées. Dès le huitième
jour, fièvre intense le soir, engorgement douloureux des ganglions
et des glandes sous-maxillaires, stomatite, salivation, impossibilité
de prendre aucune nourriture ; le passage même des liquides est difficile. 2 *grammes de chlorate de potasse,* continués pendant quatre
jours, amènent la résolution des accidents ; le huitième jour, la
mastication redevient possible. Le douzième jour, le traitement anti-

syphilitique est repris conjointement avec l'emploi du sel de potasse. Depuis quinze jours que ces médicaments sont associés, la salivation n'a pas reparu.

Sixième Observation.

Homme de soixante-huit ans. Double cataracte, l'une opérée par extraction et l'autre par abaissement. *0,10 de calomel continué pendant huit jours.* Au bout de ce temps, douleurs vives dans la bouche, liséré des gencives, salivation. *Suppression du calomel; emploi du chlorate de potasse.* Deux jours suffirent pour enrayer et faire disparaître complétement les accidents. Guérison des deux yeux.

Septième Observation.

Femme de soixante-deux ans. Double opération de cataracte par abaissement. L'emploi du calomel à doses réfractées amène une stomatite promptement réprimée par le chlorate de potasse. Deuxième opération pratiquée trois semaines après la première; le calomel repris donne lieu aux mêmes accidents; le sel potassique, administré de nouveau à la même dose, est suivi du même résultat. La malade distingue parfaitement les objets, les cataractes sont presque totalement résorbées. Le chlorate de potasse est suspendu et le calomel repris sans inconvénient.

Huitième Observation.

Homme de vingt-six ans. Chancre; syphilides. *Pendant deux mois, deux pilules de 0,5 de proto-iodure de mercure; fumigations cinabrées.* Les accidents syphilitiques allaient rapidement en décroissant, quand le malade est pris de fièvre, de difficulté de mastication, de salivation très-abondante, avec tous les signes de la stomatite spécifique; *le chlorate de potasse est prescrit dans un julep.* Dès le troisième jour, la stomatite était tellement modifiée que le patient demandait à reprendre son traitement. On le lui rend le sixième jour, en continuant l'usage de la potion. Rien ne reparaît du côté de la bouche, et l'état devient de plus en plus satisfaisant.

Le mémoire se termine ainsi : « En résumé, il est bien « démontré, par ce concours unanime de témoignages, que

« la salivation mercurielle a trouvé, comme la stomatite
« ulcéreuse de l'enfant, comme peut-être la gangrène de la
« bouche, son spécifique dans le chlorate de potasse, etc. »

Le 16me volume, 2me série (1855) du *Recueil des mémoires de médecine, de chirurgie et de pharmacie militaires*
contient, sur le chlorate de potasse dans la stomatite ulcéreuse, une notice de M. le docteur Bergeron, où il donne,
et avec raison, de grands éloges à ce sel dans cette maladie.
Les faits nombreux sur lesquels il s'appuie ont été observés
à l'hôpital militaire du Roule par lui-même ou par MM. les
docteurs Bonnafont et Frémy. Mais, quant à l'emploi de ce
remède dans la stomatite mercurielle, M. Bergeron ne se
croit pas encore en mesure d'émettre son avis; il ne l'a, en
effet, essayé que deux fois; voici ces deux faits :

Neuvième Observation.

« Un vénérien, après l'usage des pilules de proto-iodure de mer-
« cure pendant quatre ou cinq jours, avait présenté quelques signes
« de stomatite mercurielle. Immédiatement M. Gimelle voulut bien
« me faire prévenir, et dès le même jour, le malade prenait la po-
« tion avec le chlorate de potasse. Le surlendemain, la rougeur et
« le gonflement des gencives avaient disparu; mais il est *fort pro-
« bable* que les choses se seraient passées de même sans le chlorate,
« attendu qu'au degré où se trouvait cette stomatite, la guérison est
« *toujours sûre et rapide* dès que l'on cesse l'administration des
« mercuriaux. »

Nous soumettons aux observateurs les passages que nous
avons soulignés. Si, comme il est probable, ils ne partagent
pas l'avis de l'auteur, les conclusions à tirer de ce fait sont
les mêmes que celles qu'ont tirées de cas analogues, mais
plus détaillés, les praticiens que nous avons cités et ceux
que nous citerons encore.

Nous réduirons à ce qui concerne la salivation le second fait de M. le docteur Bergeron.

Dixième Observation.

Entéro-péritonite. Frictions mercurielles du 27 juilllet au 3 août.

Le 2 août, *pour la première fois, le malade a accusé des douleurs dans les gencives.*

Le 3 : douleurs plus vives ; gencives violacées, gonflées, mais ne donnant pas de sang sous la pression du doigt ; toute la muqueuse buccale est injectée, et, en arrière de la commissure droite, creusée d'une ulcération superficielle à fond blanchâtre ; la langue est augmentée de volume, surtout à droite, où elle porte l'empreinte des dents ; elle est piquetée de rouge sur tout son pourtour, et sa face supérieure est entièrement recouverte d'un enduit jaunâtre extrêmement épais ; à sa face inférieure, elle présente du côté droit une ulcération de deux centimètres de long sur un de large, et masquée en partie par un enduit crémeux non adhérent ; la salivation n'est pas très-abondante ; la fétidité de l'haleine est peu prononcée. *On suspend les frictions mercurielles ; gargarismes boratés.*

Le 4 : état *stationnaire ;* l'ulcération pariétale semble même s'être un peu élargie ; le malade souffre beaucoup ; il parle avec difficulté. *Potion avec 4,0 de chlorate de potasse.*

Le 5 (deuxième jour du traitement) : peu de soulagement, cependant la langue est moins épaisse, les gencives sont moins injectées. *Potion avec 6,0 de chlorate.*

Le 6 (troisième jour du traitement) : le malade dit souffrir tout autant ; la salivation est plus abondante ; l'ulcération pariétale n'a pas changé d'aspect, mais il est évident que l'ulcération sublinguale est moins profonde. *Ut suprà.*

Le 7 (quatrième jour) : ulcération pariétale manifestement amoindrie ; ulcération sublinguale complétement détergée et recouverte d'une pellicule blanchâtre ; langue moins épaisse, mais portant encore l'empreinte des dents ; la gencive supérieure a presque repris sa coloration normale ; l'inférieure est encore très-injectée ; la salivation a diminué *depuis hier,* le malade souffre moins de la bou-

che.....; mais il s'est développé un érysipèle de la face. Ventre in-
dolent.

Le 8 (cinquième jour) : progrès de l'érysipèle. Le malade dit
moins souffrir de la bouche, et, en effet, la langue a encore diminué
de volume ; les ulcérations pariétale et sublinguale ont disparu presque complétement ; la salivation a considérablement diminué ; la
langue est même un peu sèche. Progrès de l'érysipèle. *Ut suprà.*

Le 9 et le 10 : il n'est pas question, dans l'observation, de la stomatite.

Le 11 : état stationnaire de la bouche, dont le malade ne se plaint
plus d'ailleurs. *Ut suprà ;* l'érysipèle continue.

Aucune note du 11 au 16. Le 16, la langue est rose, humide,
blanche à la base et paraît après avoir repris à peu près son volume
normal, bien qu'elle conserve encore l'empreinte des dents, surtout
à droite. *On cesse le chlorate.*

Le chlorate n'a été administré ici que le troisième jour
d'une stomatite, depuis vingt-quatre heures intense : té-
moin les deux ulcérations déjà développées, etc.; et cependant, dès le troisième jour du traitement, la salivation a diminué, et elle a presque cessé le cinquième ; le quatrième
jour, l'une des ulcérations est cicatrisée ; l'autre est en voie
de retour. Malgré les doutes de l'auteur, ces deux faits ne
démentent pas les résultats obtenus par tous les autres expérimentateurs.

Comme je l'ai dit en commençant cette notice, le plus
grand avantage que doit procurer à l'art médical la découverte des vertus spécifiques du chlorate de potasse contre la
salivation hydrargyrique, c'est de permettre de manier avec
sécurité le mercure à des doses ou sous des formes qui peuvent triompher de quelques-unes des maladies les plus sérieuses du cadre nosologique. On a vu que la plupart des
cas que nous avons déjà cités appartenaient à des sujets qui
avaient échappé, grâce à un traitement mercuriel énergi-

que, à des affections d'une plus ou moins haute gravité. Ces services indirects rendus par le chlorate se sont multipliés depuis une année. Ainsi, je lis dans le premier numéro de 1856, du *Journal de médecine et de chirurgie*, par le docteur Lucas-Championnière (art. 5121), un article clinique sous ce titre : *Inflammation phlegmoneuse du bassin. Endocardite. Bons effets de la médication mercurielle dans ces maladies.* Ces faits sont empruntés à la clinique de M. Aran. Ce praticien distingué emploie dans ces cas le calomel selon la méthode de Graves, et, à l'exemple de ce médecin, le donne à la dose énorme de 50 centigrammes à 1 gramme, de six en six heures. « Il y a effet purgatif, et le gonflement gen-
« gival arrive promptement. Si la stomatite est trop in-
« tense, il l'arrête *à l'instant* avec le julep au chlorate de
« potasse (4 grammes pour 120 grammes de véhicule),
« merveilleux antidote dont l'application à la stomatite
« mercurielle a été signalée surtout par M. Herpin. [1]»

Je puis, grâce à l'obligeance de quelques confrères, ajouter à toutes ces citations quelques faits encore inédits.

M. Debout a bien voulu me confier des *Observations* manuscrites de M. le docteur Mazade (d'Anduze) *sur l'emploi du chlorate de potasse dans le traitement de la stomatite mercurielle et de la stomatite ulcéro-membraneuse.* J'en extrairai quelques passages et quelques faits. Après un court aperçu historique, l'auteur s'exprime ainsi : « Les
« diverses applications du chlorate de potasse seraient pro-
« bablement restées confondues dans un oubli commun,
« si M. le docteur Herpin n'était venu rendre à cette médi-
« cation le rang qu'elle méritait d'occuper, en annonçant
« son utilité dans la stomatite mercurielle, et en appelant

[1] *Lisez :* est due à M. Herpin.

« de nouvelles et plus amples expérimentations sur son
« emploi. »

Puis il rappelle les observations de MM. Blache, Demar-
quay, etc., et il ajoute : « Il est peu de médications, on le
« voit, qui aient subi, comme l'emploi du chlorate de po-
» tasse, des épreuves dirigées par des observateurs aussi
« éminents et placés sur un champ d'observation aussi
« avantageux. Encouragé par les résultats de ces expéri-
« mentateurs, qui étaient autant de témoignages en faveur
« de cette méthode de traitement, nous avons employé déjà
« un grand nombre de fois, et avec succès, le chlorate de
« potasse dans le traitement de la stomatite mercurielle et
« de la stomatite ulcéro-membraneuse. Parmi les observa-
« tions que nous avons recueillies, nous rapporterons dans
« ce travail celles qui nous ont paru mettre le plus en relief
« l'intervention heureuse de ce médicament. »

Suivent six histoires, dont quatre cas de salivations et deux
de stomatite ulcéreuse. J'analyserai les quatre premières.

Onzième Observation.

Jeune homme de dix-neuf ans. Ulcère syphilitique du gland. *Pilules de Sédillot ;* le huitième jour, chaleur et douleur dans la bouche, gonflement des gencives, *Le malade continue le traitement.*

Le 8 août : douzième jour des premiers symptômes du côté de
la bouche (le chancre guéri) ; gencives tuméfiées, ramollies, douloureuses, recouvertes d'un enduit grisâtre épais, et ulcérées vers
la sertissure des dents ; celles-ci noirâtres et ébranlées ; langue volu-
mineuse, revêtue d'une couche pultacée, portant sur ses bords l'impression des dents ; sécrétion d'une salive abondante ; déglutition
gênée ; haleine fétide ; glandes salivaires engorgées. Gargarismes
émollients. *Chlorate : 4 grammes dans un julep gommeux à prendre en deux fois.*

Le troisième jour du traitement, la tuméfaction des gencives et
celle de la langue ont diminué. *Même prescription.*

Le quatrième jour : salivation moins abondante ; gencives moins gonflées, plus fermes, dépouillées de tout enduit plastique, odeur moins fétide. *Même prescription.*

Le cinquième jour : déglutition facile, gencives roses, ulcérations cicatrisées ; langue ayant son volume normal. *Même prescription.*

Le sixième jour : simple rougeur de la bouche ; encore un peu de salivation.

Le septième jour : salivation normale ; il ne reste qu'une légère injection de la muqueuse. *Chlorate : 2 grammes pendant deux jours.*

Douzième Observation.

Femme de trente-sept ans. Péritonite puerpérale intense. *Saignée ; nombreuses sangsues.* Le mal s'aggravant : *onctions mercurielles toutes les trois heures ; 0,2 de calomel toutes les deux heures.* Le huitième jour de la maladie, cinquième du traitement hydrargyrique, la convalescence est établie, *on cesse le mercure ;* mais il y avait un commencement de salivation.

Le cinquième jour de cette stomatite, on observe les symptômes suivants : gonflement considérable des gencives et de la langue, muqueuse buccale tuméfiée, offrant sur plusieurs points des plaques jaunâtres et de petites ulcérations ; salivation abondante ; glandes salivaires tuméfiées et sensibles ; déglutition difficile. *4 grammes de chlorate dans un julep gommeux.*

Le deuxième jour du traitement : même état. *Même prescription.*

Le troisième jour : accroissement du ptyalisme ; gencives plus engorgées, ramollies, saignantes, ulcérées ; dents vacillantes ; muqueuse de la bouche plus tuméfiée ; ulcérations plus nombreuses et plus étendues ; joues gonflées ; déglutition plus gênée. *6 grammes de chlorate.*

Le quatrième jour au soir : amélioration remarquable. *Même dose.*

A dater de ce jour, l'amélioration ne se dément plus jusqu'à la guérison, qui a lieu le quatrième jour de l'augmentation quotidienne du chlorate de potasse.

Cette observation prouve la nécessité de proportionner la dose à l'intensité de la maladie, et, avec le cas précédent, elle montre la résistance plus longue du mal quand on l'attaque tardivement.

Treizième Observation.

Jeune homme de dix-sept ans. Hépatite traumatique. *Traitement antiphlogistique énergique.* Progrès de la maladie. *Onctions mercurielles, calomel.* Amélioration rapide : le cinquième jour de cette médication, le malade entre en convalescence ; mais la muqueuse buccale est rouge, douloureuse, les gencives gonflées, les dents agacées. Ces symptômes font de rapides progrès, et le troisième jour de leur manifestation, la bouche est dans l'état suivant : gencives tuméfiées, molles, offrant un bourrelet ulcéré le long de la sertissure des dents ; haleine fétide ; sécrétion salivaire très-abondante ; muqueuse buccale engorgée et couverte d'une couche grisâtre épaisse ; amygdales rouges et volumineuses ; déglutition difficile ; ganglions sous-maxillaires douloureux et plus saillants. (Nuls signes du côté du foie.) 4 *grammes de chlorate de potasse.*

Le troisième jour de ce traitement : engorgement des gencives moindre, leur ulcération cicatrisée, enduit grisâtre de la bouche disparu ; haleine inodore ; ptyalisme diminué ; amygdales moins saillantes ; déglutition plus facile. *Même traitement.*

Le cinquième jour : il n'y a plus de traces de stomatite.

Quatorzième Observation.

Femme de quarante-trois ans. Ophthalmie aiguë. *Saignée, calomel à doses fractionnées.* En quatre jours de médication mercurielle, l'ophthalmie est guérie ; mais il se manifeste des signes de stomatite qui atteignent bientôt un haut degré d'intensité. Le cinquième jour de leur invasion (17 novembre 1855) on observe l'état suivant : engorgement considérable des gencives, qui sont molles, saignantes au moindre attouchement, ulcérées près de leur bord libre ; muqueuse de la bouche et du pharynx recouverte d'un enduit grisâtre épais ; déglutition difficile ; haleine fétide ; joues gonflées, ganglions sous-maxillaires volumineux et sensibles. Accroissement de la salivation. *4 grammes de chlorate dans un julep gommeux.*

Dès le deuxième jour de ce traitement, gencives moins tuméfiées ; déglutition moins pénible ; salivation moins abondante. *Même prescription.*

Le troisième jour : il ne reste qu'un peu de salivation et de gonflement des gencives, dont l'ulcération est cicatrisée ; muqueuse buccale et pharyngienne détergée.

Le quatrième jour : la salivation a cessé ; la muqueuse n'offre plus qu'une simple rougeur. *On suspend le chlorate et on le remplace par des gargarismes émollients.* La guérison est assurée.

M. le docteur Mazade conclut ainsi : « Dans les observa-
« tions que nous venons de rapporter, les symptômes étaient
« arrivés à un haut degré d'intensité ; c'était là, sans contre-
« dit, une des conditions les plus favorables pour expérimen-
« ter l'action thérapeutique du chlorate de potasse... ses
« effets ont été prompts ; ils ont commencé à se manifester
« d'une manière heureuse dès le second jour et au plus tard
« dès le troisième ; ils ont été suivis de la guérison définitive
« de la maladie du quatrième au septième jour. »

« Les résultats que nous avons obtenus, réunis à ceux que
« MM. Herpin, Blache, etc., ont consignés dans le *Bulletin*
« *général de Thérapeutique*, témoignent également et de l'ef-
« ficacté prompte de cette médication dans les stomatites
« soit mercurielles, soit ulcéro-membraneuses, et de l'in—
« nocuité complète de son emploi. »

Je terminerai cette longue revue par un cas de stomatite des plus violentes, qui m'a été obligeamment transmis par M. le docteur Vidal, de Béziers. Cet honorable praticien en a triomphé en proportionnant avec sagacité les doses à l'intensité des symptômes.

Quinzième Observation.

Femme de trente ans. Péritonite traumatique ayant résisté à un traitement antiphlogistique largement appliqué. *Calomel à dose purgative, et frictions sur l'abdomen avec l'onguent napolitain.* La maladie, qui donnait déjà de sérieuses inquiétudes, cède à cette médication. Après quelques signes légers de salivation pendant deux jours, la stomatite acquiert, presque en une nuit, un haut degré de gravité. Tuméfaction énorme de la langue, des lèvres et de toute la face ; engorgement des glandes salivaires et des ganglions sous-maxillaires. La malade est assise sur son lit, la tête penchée en avant ; la salive ruisselle de sa bouche ; elle se plaint par signes de souffrir dans toute la tête, dans les oreilles surtout. *Plusieurs cautérisations légères, dans la journée, avec miel rosat et acide chlorhydrique.* Le lendemain, le mal ayant fait des progrès, on prescrit : *le matin, chlorate de potasse 3 grammes dans 125 grammes de julep gommeux ; le soir, même véhicule.*

Le deuxième jour du traitement, état stationnaire. *5 grammes le jour ; 6 grammes la nuit.*

Le troisième jour : amélioration légère ; la malade parvient, quoique avec peine, à articuler quelques mots. La dernière potion lui a brûlé la bouche, quoique les premières eussent été agréables à prendre. *On descend à 4 grammes le jour ; même dose la nuit.*

Le quatrième jour : amélioration de plus en plus sensible. *3 grammes de jour et autant de nuit.*

Le cinquième jour : la salivation est réduite de plus de moitié. *Même traitement.*

Le soir du sixième jour : la salivation est complétement tarie. *On cesse le chlorate. Gargarisme de guimauve et de têtes de pavot.*

Les jours suivants, la guérison s'est confirmée ; mais, quoiqu'il n'y eût plus *aucune trace de salivation,* les gencives étaient néanmoins restées tuméfiées et douloureuses, et la malade disait souffrir beaucoup dans les dents, les molaires surtout ; il y avait quelques aphthes disséminés dans la bouche. Le collutoire indiqué plus haut a amené en peu de jours la guérison définitive.

L'auteur de l'observation semble s'excuser d'avoir un peu

forcé les doses ; je suis loin de partager ses scrupules. Seulement le chlorate a été employé un peu tard et suspendu un peu trop tôt.

M. Vidal ajoute : « Le chlorate de potasse, tel que je l'ai « administré, m'a paru d'une efficacité incontestable et tout « à fait concluante. C'est un médicament héroïque. »

Je ne résumerai pas un travail qui n'est lui-même qu'une suite de résumés. Je ne formulerai pas une conclusion générale qui ne serait qu'une répétition des conclusions énoncécs par tous les expérimentateurs qui ont, à mon exemple, traité par le chlorate de potasse un certain nombre de cas de salivation mercurielle. Je me bornerai à examiner si ce sel mérite, contre cette affection, le titre de spécifique qu'après plusieurs de mes confrères je n'ai pas craint de lui donner. Quelques auteurs modernes de matière médicale et de thérapeutique n'admettent pas de spécifiques; mais, en repoussant le mot, on ne détruit pas le fait : il est certains remèdes, comme le kina dans la fièvre intermittente, le mercure dans la syphilis, l'iode dans le goître, le fer dans la chlorose, qui, par leur mode d'action et par leur efficacité généralement reconnue, se séparent nettement de la plupart des médications adoptées aujourd'hui dans le plus grand nombre des maladies. Pourquoi renoncer à leur donner une appellation commune?

Pour moi, restreignant plutôt qu'étendant le sens ordinairement donné au mot *spécifique*, je ne saurais refuser cette qualification aux remèdes d'origine empirique qui réunissent, en outre, les conditions suivantes :

Avoir une action constante ou à peu près, dans une espèce morbide bien déterminée, quels que soient le sexe, l'âge, le tempérament du malade; quelles que soient les variétés de forme ou d'intensité de la maladie.

Être doué de la propriété de faire avorter le mal quand on l'attaque à son origine et de l'enrayer plus ou moins rapidement à une époque quelconque de son cours.

Au point de vue de la science, les spécifiques ne se distinguent pas moins des autres médications qu'au point de vue pratique. Tandis que, pour établir l'utilité bien réelle d'un traitement ordinaire, il faut recueillir par écrit un grand nombre d'observations, les analyser, les grouper en catégories, puis en comparer les résultats avec ceux d'une série semblable de cas abandonnés à eux-mêmes ou traités par d'autres moyens; ici la constance et la rapidité des effets utiles sont telles qu'il suffit d'avoir expérimenté dans un nombre assez restreint de faits, mais divers par leur intensité, leur forme, etc., pour s'assurer de l'incontestable valeur du spécifique.

Les conditions que je viens d'énumérer s'appliquent autant, et peut-être plus encore, au chlorate de potasse dans la stomatite hydragyrique, qu'à aucun autre médicament dans une affection quelconque. Il suffit de rappeler que les faits particuliers que nous avons résumés n'ont été donnés par les habiles observateurs qui les ont recueillis que comme des exemples entre d'autres cas où le succès a été constant et non équivoque; il n'est pas besoin de rappeler les qualifications élogieuses données à notre remède dans son application à la salivation mercurielle. Ajoutons qu'aucun témoignage contraire n'est venu, depuis plus d'un an, s'élever contre les résultats que j'avais signalés et qui ont été si rapidement confirmés par de consciencieux praticiens.

Le chlorate de potasse est donc réellement un spécifique contre la salivation mercurielle.

Ce travail n'ayant été destiné qu'à montrer l'efficacité du chlorate dans la salivation hydrargyrique, je ne dirai que quelques mots de son usage dans la stomatite ulcéreuse. L'emploi en est identique et les effets en sont tout aussi remarquables; après M. Blache, MM. Barthez, Bergeron, Bonnafont, Fremy, Mazade, etc., ont apprécié hautement sa valeur.

L'art médical a donc conquis définitivement, dans le chlorate de potasse, un remède également précieux dans la stomatite ulcéro-membraneuse et dans la salivation mercurielle. Je n'ai, pour la première de ces applications, à revendiquer que le faible mérite d'avoir été le promoteur de son introduction en France par M. Blache; mais, pour la seconde, je m'estime heureux d'avoir été le premier à la trouver et à la promulguer.

APPENDICE.

Avant qu'une découverte de quelque valeur ait été définitivement adoptée dans la pratique, et avant qu'on ait rendu pleine justice à son véritable inventeur, elle a ordinairement à traverser deux phases distinctes : l'une dans laquelle on nie les résultats ou leur importance, l'autre où l'on conteste à l'auteur la priorité. La spécificité du chlorate de potasse contre la stomatite hydrargyrique a échappé à la première de ces phases ; évitera-t-elle la seconde? Dans les sciences d'observation et d'expérimentation, il est rare qu'une vérité nouvellement trouvée et démontrée n'ait pas été antérieurement entrevue; ces aperçus servent de moyens d'attaque à quelques esprits chagrins. Dans le cas actuel, j'ai cherché à éventer cette mine; après avoir longtemps fouillé et questionné en vain, je viens de découvrir la phrase suivante dans la *Pharmacopée universelle de Jourdan* (2ᵉ édition. Paris, 1840, t. II, p. 289) : « Eyr employait 25 grains de chlorate de potasse « dans 4 onces d'eau, à la dose de trois cuillerées par jour, dans les ulcè-« res de la bouche survenus après une forte salivation. » C'est bien là, un des aperçus dont je parlais ; mais c'est toujours l'ulcère buccal ; et cet emploi tardif et à doses insuffisantes (demi-gramme) du sel potassique, dans l'une des suites de la salivation hydrargyrique, est bien éloigné de l'affirmation positive, après expériences répétées, des effets abortifs du chlorate dans la stomatite mercurielle.

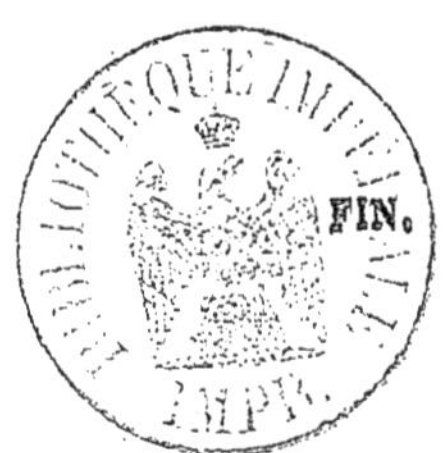

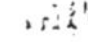

www.ingramcontent.com/pod-product-compliance
Ingram Content Group UK Ltd.
Pitfield, Milton Keynes, MK11 3LW, UK
UKHW020049080726
13614UKWH00004B/1955